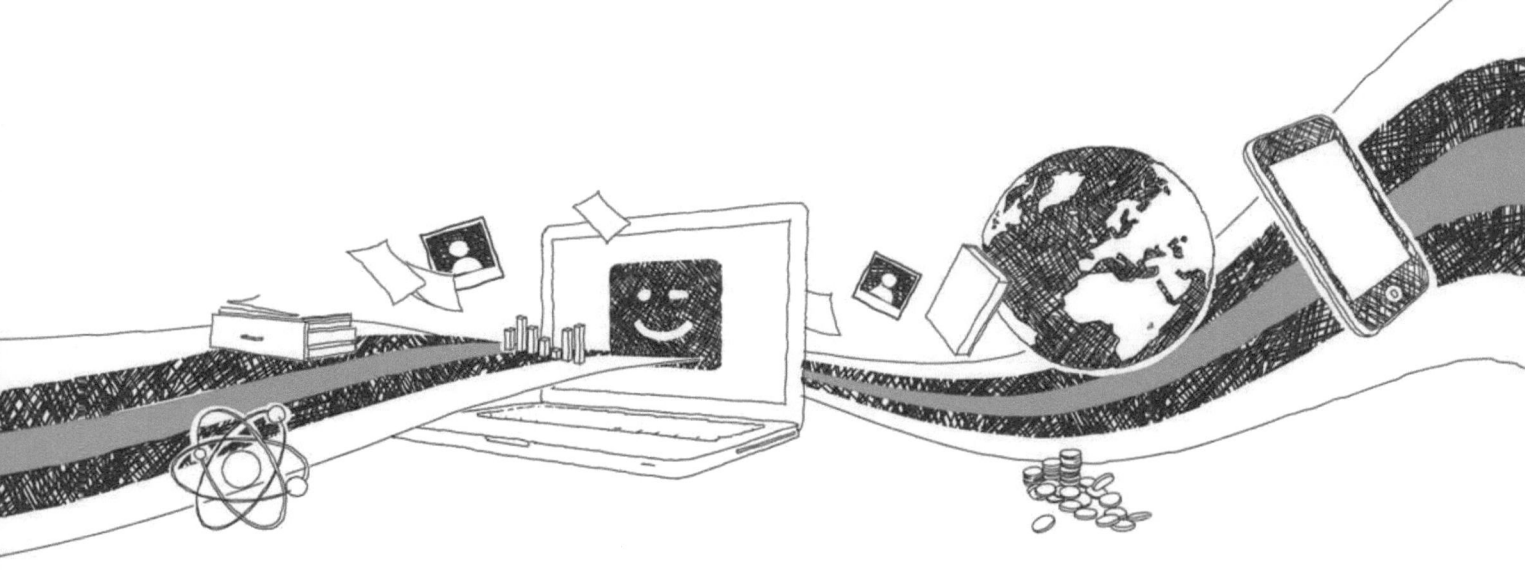
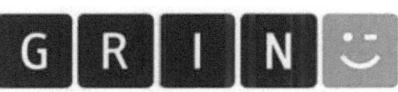

Janina Wiefel

Marketing in der Apotheke: Junge Mütter - eine interessante Zielgruppe?

GRIN Verlag

Bibliografische Information der Deutschen Nationalbibliothek:

Die Deutsche Bibliothek verzeichnet diese Publikation in der Deutschen National-
bibliografie; detaillierte bibliografische Daten sind im Internet über http://dnb.d-
nb.de/ abrufbar.

Impressum:

Copyright © 2007 GRIN Verlag GmbH
Druck und Bindung: Books on Demand GmbH, Norderstedt Germany
ISBN: 978-3-640-93774-5

Dieses Buch bei GRIN:

http://www.grin.com/de/e-book/173453/marketing-in-der-apotheke-junge-muetter-
eine-interessante-zielgruppe

Institut für Medizinmanagement und Gesundheitswissenschaften

Seminar im Studiengang Gesundheitsökonomie

im

Wintersemester 2006/07

„Frauengesundheit, Männergesundheit"

Marketing in der Apotheke:

Junge Mütter – eine interessante Zielgruppe?

A. Inhalt

B. Abbildungsverzeichnis

C. Abkürzungsverzeichnis

engl.	englisch
d. h.	das heißt
Hrsg.	Herausgeber
HWG	Heilmittelwerbegesetz
u. a.	unter anderem
Vgl.	Vergleiche
z. B.	zum Beispiel
z. T.	zum Teil

1. Der Marketing- Begriff[1]

Marketing wird nach einer langen Entwicklung, bedingt durch einen Wandel vom Verkäufer- zum Käufermarkt, als eine Unternehmensphilosophie verstanden, die auf dem Marketing- Prozess bestehend aus Analyse , Planung, Implementierung und Kontrolle unternehmensinterner Ziele, sowie externer Gegebenheiten bzw. Veränderungen aufbaut[2]. Ziel dieser ganzheitlichen Ausrichtung auf Kundenwünsche und Bedürfnisse ist die Erreichung einer exponierten Stellung in der Wahrnehmung der Konsumenten, um ökonomischen Erfolg zu erzielen. Aus dieser Definition lässt sich zunächst die strategische Sichtweise erkennen, die langfristige Existenz- und nicht zuletzt die Gewinnsicherung eines Unternehmens als oberstes Ziel festlegen[3]. Dennoch wird hierunter auch die operative Ebene mit Einleitung geeigneter Maßnahmen im Marketing- Mix verstanden. Dennoch ist an dieser Stelle festzuhalten, dass sich aus der Literatur kein einheitlicher Umfang zur Definition von Marketing festlegen lässt.

2. Der Marketing- Prozess und die Marktsegmentierung[4]

Um die Frage nach der Eignung einer bestimmten Gruppe von Konsumenten als strategische Zielgruppe beantworten zu können, müssen zuerst im Rahmen der Analyse Informationen über den Markt und seine Segmente erhoben werden. Allerdings ist hierbei zu beachten, dass sich diese Analyse nicht nur auf den Bereich der potentiellen Ziel- bzw. Kundengruppen beziehen sollte, sondern weitere Variablen einbezogen werden müssen, um ein ganzheitliches Bild zu erhalten. Die in der Literatur Die am meist verwendete Vorgehensweise ist die sogenannte SWOT- Analyse[5]. Hierbei steht SWOT für Strengths, Weaknesses, Opportunities und Threats. Sie ist einer Verbindung zwischen der Analyse von Chancen und Risiken der Umwelt, sowie der Ressourcenanalyse.

Chancen und Risiken werden hierbei als Möglichkeiten definiert, die sich aus der Veränderung der Unternehmensumwelt ergeben. Dabei wird diese Umwelt in zwei Ebenen, die Makro, sowie die Mikro Umwelt unterteilt. Bei der Makroumwelt werden

---

[1] Zu ausführlichen Darstellungen siehe auch:
- Böhler, Scigliano (2005), S. 14 – 24
- Meffert (2000), S. 3- 8

[2] Vgl. Böhler, Scigliano (2005), S. 24

[3] Vgl. Neudecker (2001), S. 111 - 115

[4] Vgl. Böhler, Scigliano (2005), S. 25 ff.

[5] Vgl. Böhler, Scigliano (2005), S. 25, Meffert (2000), S. 68 ff.

globale Einflussfaktoren wie Politik, Recht, Natur, Wirtschaft, Technik und Gesellschaft untersucht, die außerhalb der Beeinflussbarkeit durch das Unternehmen liegen.

Wohingegen sich die Mikroumwelt auf das direkte Arbeitsumfeld des Unternehmens erstreckt.

In dieser Ebene kommen somit dem Absatz- und Beschaffungsmarkt besondere Rolle zu.

Hier sei jedoch angemerkt, dass sich der Absatzmarkt ebenso auf die Wettbewerber eines Unternehmens bezieht, wie auf die aktuellen bzw. potenziellen Kunden.

Die Ressourcenanalyse[6] versucht mögliche Schwächen des Unternehmens zu ermitteln, aber auch gleichzeitig Stärken aufzuzeigen. Ziel ist es mögliche Schwächen abzubauen und für den Kunden sichtbar zu machen.

Die Verbindung dieser beiden Analysen erfolgt unter der Zielsetzung Schwächen abzubauen und Stärken mit sich bietenden Chancen zu vereinen.

Durch Methoden der Marktforschung werden wichtige Daten und Erkenntnisse in der Analyse gewonnen, die im Rahmen des zweiten Schrittes der Planung dazu dienen, Ziele und deren Umsetzung festzulegen.

Man versucht durch Erforschung des Kaufverhaltens Rückschlüsse auf die Konsumenten Wünsche zu ziehen, um diese in der Angebotsplanung einzusetzen.

Ein bevorzugtes Modell zur Beschreibung des Kaufaktes ist das SOR- Modell[7]. Dabei wird davon ausgegangen, dass der Stimulus künstlich durch Marketing- Maßnahmen oder situationsbedingt als auslösendes Moment zu einer Wahrnehmung und Infoverarbeitung beim Kunden führt und eine Reaktion in Gang setzt. Das hier untersuchte Merkmal „junge Mutter" zählt zu den geographisch- soziodemographischen Merkmalen, die dem Stimulus zugerechnet werden.

Die verarbeitenden Prozesse werden durch sogenannte psychographische Kriterien wie z. B. Werte und Normen bestimmt. Wohingegen die Reaktion durch das Verhalten, knapp, gesagt durch die Art und Weise des Kaufaktes charakterisiert wird.

Im Schritt der Planung[8] wird versucht, anhand der Ergebnisse der Analyse, den betrachteten Gesamtmarkt in einzelne Teilbereiche zu zerlegen, um diese auf ihre Attraktivität als Zielgruppe zu untersuchen. Man spricht hier von der sogenannten Marktsegmentierung. In dieser Arbeit soll nun untersucht werden, ob junge Mütter, eine interessante Zielgruppe von Apotheken darstellen. Aus diesem Grund wird im Folgenden zuerst die Segmentierung, insbesondere die Zielgruppenauswahl im allgemeinen Marketing dargestellt.

---

[6] Vgl. Böhler, Scigliano (2005), S. 68
[7] Vgl. Böhler, Scigliano (2005), S. 43 ff.
[8] Vgl. Böhler, Scigliano (2005), S. 72

Grundlegende Idee der Marktsegmentierung ist die Untergliederung des Gesamtmarktes, in intern homogene und extern heterogene Teilmärkte, anhand verschiedener Merkmale des Kundensegments.[9]

Aus dieser Gliederung werden anschließend attraktive Segmentente ausgewählt und anhand der Segmentierungskriterien Marktbearbeitungsmaßnahmen entwickelt.

Somit umfasst die Marktsegmentierung zwei wesentliche Aspekte:

- Markterfassung mit Informationsbeschaffung und -verarbeitung über Kundensegmente

- Marktbearbeitung als Auswahl der attraktivsten Segmente und Festlegung des segmentspezifischen Marketing- Mixes.

Da dieser Arbeit schon in der Themenstellung eine Vorgabe des Segments zugrunde liegt, soll vorrangig dem zweiten Aspekt der Marktbearbeitung und somit der Beurteilung einer „interessanten" Zielgruppe nachgegangen werden, da eine zusätzliche genaue Betrachtung der Findung von Segmenten den Rahmen dieser Arbeit sprengen würde.

Dem sogenannten Segmenting[10], bestehend aus Segmentbildung- und Beschreibung, folgt das Targeting, welches die Bewertung und Auswahl beinhaltet.

Die Bewertung erfolgt anhand von Marktattraktivität, die durch Segmentvolumen, Kundenzahl, voraussichtliches quantitatives Wachstum und Konkurrenzsituation beschrieben wird und dabei spezifische Kriterien, die sich aus den Unternehmenszielen ergeben, zu beachten sind.

Meffert schlägt hierzu ein drei-stufiges Vorgehen vor. Hierbei besteht der erste Schritt darin, die Segmente auf ihre Vereinbarkeit mit den Vorstellungen des Unternehmens zu vergleichen, so dass divergierende Ziele, wie z. B. Kostenführerschaft auf Seiten des Unternehmens und Qualitätsanspruch auf Seiten der Kunden vermieden werden und nur Segmente in die engere Wahl gezogen werden, bei denen die grundsätzliche Ausrichtung mit der des Unternehmens übereinstimmt[11].

In der nächsten Stufe erfolgt die eigentliche Bewertung der Segmente anhand eines Kriterienkatalogs der u. a. folgende Punkte umfassen sollte[12]:

- Segmentgröße

- Vergleich zwischen der eigenen Marktposition und der der Konkurrenz in Bezug auf Kundenwünsche

---

[9] Vgl. Böhler, Scigliano (2005), S. 73
[10] Vgl. Böhler, Scigliano (2005), S. 73
[11] Vgl. Meffert (2000), S. 214
[12] Vgl. Meffert (2000), S. 215

- Potentieller Umsatz
- Erreichbarkeit der Segmente durch Kommunikation, wobei damit das Einkaufsverhalten und die Nutzung verschiedener Kommunikationswege gemeint ist
- Zukünftige Extrakosten für das Anbieten kundenkonformer Produkte
- Beständigkeit der Beurteilungskriterien, um Veränderungen bzw. Verteilung der Zielgruppe auf andere Segmente vermeiden zu können und eine stabile Planungsgrundlage zu garantieren.

Im dritten Schritt muss u. a. das sich ergebende Volumen der als attraktiv bewertenden Segmente geschätzt werden und mit den unternehmensinternen Ressourcen verglichen werden, um Kapazitätsengpässe zu vermeiden.

In diese Betrachtung sollen aber auch externe Restriktionen einbezogen werden.

Im Marketing- Prozess folgt nun die Positioning. Es werden die in der SWOT- Analyse ermittelten Stärken in die Kosten- oder Qualitätsführerschaft als Wettbewerbsposition überführt. Ebenso beinhaltet es die Entscheidung über den Umfang der Marktabdeckung. Auf diesen Überlegungen aufbauend wird der sogenannte Marketing- Mix und der Einsatz dessen Instrumente Preispolitik, Produktpolitik, Kommunikationspolitik sowie Distributionspolitik ausgearbeitet.

Den tatsächliche Einsatz der Marketing- Instrumente beschreibt der Schritt der Implementierung im Marketing- Prozess.

Die abschließende Phase der Kontrolle ist während des gesamten Prozesses immer wieder durch Prämissenprüfung durchzuführen.

3. Apothekenmarketing

Bei dem Einsatz des Marketings in Apotheken ist jedoch zu beachten, dass es sich oberflächlich betrachtet zwar um ein Handelsunternehmen handelt, allerdings mit besonderen „Waren" und auch der Auftrag einer Apotheke durch den Staat eher restriktiv gesehen wird, was sich in einer erheblichen Anzahl von Gesetzen und Verordnungen äußert. So zeigen z. B. Versuche einer Onlineapotheke , dass dadurch auch Innovationsmöglichkeiten, aber auch normale Gegebenheiten eines Handelsunternehmen beschränkt werden, wodurch sich eine einfache Übertragung des „normalen" Marketings auf den Betrieb einer Apotheke erschweren.[13] Durch Einschränkung der Aktionsparameter

---

[13] Vgl. Neudecker (2001), S. 105

muss eine maßgeschneiderte Umsetzung des Marketing- Gedankens erfolgen, wobei jedoch auch grundlegende Instrumentarien zum Einsatz kommen können.

Anhand der Sortimentsbuchhändler sowie der Werbepolitik sollen im Folgenden kurz einige Beschränkungen aufgezeigt werden, die einen identischen Einsatz Marketings wie bei anderen Handelswaren verhindern.

3.1 Sortimentsbuchhändler

Was ist eine Apotheke?

Der Begriff des Apothekers ist in der Bundesapothekenordnung §1[14] geregelt und besagt, dass dessen Aufgabe die ordnungsmäßige Versorgung der Bevölkerung mit Arzneimitteln ist. Wie Neudecker[15] in seinen Erläuterungen feststellt, lässt sich nur in den bayrischen Apothekengesetz von 1952 eine gesetzliche Definition für Apotheken finden:

„Apotheke im Sinne des Gesetzes ist ein Unternehmen mit dem Zweck und der Berechtigung, Arzneimittel, Arzneien und Gifte herzustellen, zuzubereiten, feil zuhalten und abzugeben unbeschadet der Befugnis, zum Handel mit anderen betrieblichen Waren."
[16]

Aber dennoch lassen sich neben der Bereithaltung weitere Funktionen einer Apotheke finden[17]:

- Distribution,
- Beratung,
- Dienstleistung.

Die Distributionsfunktion umfasst Arzneimittel, aber überwiegend apothekenübliche Waren. Eine sorgfältige Beratung über abgegebene Waren ist schon im Berufsverständnis verankert.

Die Erbringung von Dienstleistungen stellt ein individuelles und zusätzliches Angebot dar, wodurch deren Ausmaß je nach Apotheke variiert.

Alle diese Funktionen erstrecken sich auf die Aufgaben im Sinne einer Abgabe von Medikamenten und apothekenüblichen Waren.

---

[14] Vgl. Neudecker (2001), S. 13
[15] Vgl. Neudecker (2001), S. 13
[16] Vgl. Neudecker (2001), S. 13
[17] Vgl. Neudecker (2001), S. 15

Doch bei dieser Unterteilung sind gesetzliche Vorgaben zu beachten, die eine uneingeschränkte Sortimentserweiterung verhindern, so dass das Instrument der Sortimentspolitik nur innerhalb dieser Grenzen zum Einsatz kommen kann.

3.2 Werbung als Bestandteil der Kommunikationspolitik

Da Werbung meist gleichgesetzt wird mit Verkaufszahlensteigerung ist ohne genaue Kenntnis der Gesetzeslage schon Einsichtig, dass dieses Ziel im Bereich einer Apotheke allein schon moralisch bedenklich ist. Warum sollte ein Kunde zum Kauf von Arzneimitteln animiert werden die er nicht braucht? Dies mag auch ein Grund für die gesetzlichen Vorgaben sein, die wiederum ihren Ursprung in der Art des Gutes finden.

Wesentliche rechtliche Grundlage ist das Heilmittelwerbegesetz (HWG)[18], wonach für verschreibungspflichtige Arzneimittel nur in Fachkreisen geworben werden darf[19]. Dagegen ist Werbung für nicht verschreibungspflichtige Arzneimittel erlaubt solange sie nicht im §12 HWG genannt werden. Die Werbung darf nicht irreführend sein und kostenlose Gaben müssen von geringem Wert sein[20].

Ein weiter Einflussfaktor ist die bundeslandabhängige Berufsordnung für Apotheker. Jedoch wurde hier durch einen Beschluss des Bundesverfassungsgerichts von 1996 ein vollständiges Werbeverbot revidiert.[21]

Ein weiterer Faktor ist der anhaltende Reformgedanke im Gesundheitswesen.

Der Gesundheitsmarkt ist seit Jahren vor allem dem Gedanken der Kostensenkung unterworfen, was sich z. B. durch einen Wandel des Zieles der Sicherstellung der Versorgung der Gesamtbevölkerung mit Arzneimittel zu dem Ziel der ausreichend, zweckmäßig und wirtschaftlichen Versorgung äußert,[22] wodurch sich der Umsatz durch Rezepte aufgrund von Sparmaßnahmen, wie Praxisbudgets und Selbstbeteiligungen, sinkt aber gleichzeitig ein Anstieg der Selbstmedikation zu verzeichnen ist. Dabei sollten seitens der Apotheken Überlegungen angestellt werden, ob vormals apothekenübliche Waren, die sich zu Angeboten von Konkurrenten entwickelt haben zurückgewonnen werden sollten, sowie die Suche nach neuen Gebieten.

Wie sich aus den Erläuterungen ablesen lässt, ist segmentspezifische Werbung vor allem im Bereich der apothekenüblichen Waren erlaubt und dies sollte bei der Untersuchung der Gruppe junger Mütter beachtet werden.

---

[18] Vgl. Neudecker (2001), S. 55 ff.
[19] Vgl. §10 Heilmittelwerbegesetzt
[20] Vgl. §7 Heilmittelwerbegesetzt
[21] Vgl. Neudecker (2001), S. 62
[22] Vgl. § 12 SGB IV; Neudecker (2001), S. 41

3.3 Die Zielgruppenfindung in der Apotheke unter Beachtung gegenwärtiger Entwicklungen

In der Darstellung des allgemeinen Marketings wurde gezeigt, dass als erster Schritt des Marketing- Prozesses eine Analyse der internen und externen Bedingungen zu erfolgen hat.

Die hierbei zu erfolgende Analyse der Makroumwelt erstreckt sich überwiegend u.a. auf rechtliche Vorgaben. Da diese kurz schon im voran gegangenen Teil dargestellt wurden, soll an dieser Stelle nicht weiter darauf eingegangen werde. Außerdem ist zu erwähnen, dass die Auswirkungen der gegenwärtig verhandelten Gesundheitsreform auf das Apothekenumfeld im Moment nicht abzusehen sind und daher Mutmaßungen gleich kämen.

Die Mikroumwelt einer Apotheke erstreckt sich auf[23]:

- Kunden

- Wettbewerber

- Lieferanten, wobei hier die Kunden im Vordergrund stehen sollen.

Wie sich aus den Erläuterungen zu der Sortimentspolitik ergibt, muss der Absatzmarkt zunächst in Gruppen Arzneimittel und apothekenübliche Waren unterteilt werden.[24]

Bei den Arzneimitteln wird weiterhin in verschreibungspflichtige, nicht- verschreibungspflichtige, sowie apothekenpflichtige und frei verkäufliche unterteilt. Diesem Bereichen lassen sich dann auch verschiedene Kundengruppen zuordnen. So kommen Kranke meist vom Arzt mit einem Rezept und Gesunde möchten eine Beratung oder Leistung im Bereich der Prophylaxe erhalten. Die meisten Apotheker gehen immer noch davon aus, dass der überwiegende Teil ihre Kunden aufgrund einer ärztlichen Verordnung kommt. Doch ist das wirklich so?

---

[23] Vgl. Neudecker (2001), S. 39
[24] Vgl. Schmidt (1982), S.32; Freytag (1996), S.110

Abb.1 Arzneimittelversorgung 1992 - 2003

	1992	1993	1994	1995	1996	1997	1998	1999	2000	2001	2002	2003
Verordnungen und Rezepte												
Rezepte je Mitglied	11.9	11.0	11.5	12.3	12.4	11.3	11.3	11.2	11.0	11.0	10.5	10.2
Verordnungen je Mitglied	20.6	19.5	19.0	20.0	20.0	18.1	18.0	17.5	17.0	17.0	15.7	16.0
Wert je Verordnung in Euro	16,12	15,98	17,24	17,38	18,86	20,91	22,64	24,02	25,80	28,02	29,80	32,21
Apotheken												
Zahl der Apotheken	20.350	20.648	21.084	21.119	21.290	21.457	21.556	21.590	21.592	21.569	21.465	21.305
Einwohner je Apotheke	3.590	3.600	3.890	3.870	3.850	3.820	3.800	3.800	3.800	3.810	3.840	3.875
Ausgaben der GKV												
in Mrd. Euro	16,64	14,23	15,17	16,38	17,46	16,81	17,72	19,21	20,12	22,33	23,45	24,22
je Mitglied insgesamt	327	280	300	323	344	331	350	377	394	438	460	477
Veränderung zum Vorjahr in %		- 14,3	+ 6,9	+ 7,7	+ 6,3	- 3,8	+ 5,7	+ 7,9	+ 4,5	+ 11,1	+ 5,1	+ 3,7

Quelle: Bundesvereinigung Deutscher Apothekenverbände, Arzneimittelreport 2004

Es lässt sich in den letzten Jahren ein Wandel erkennen, bedingt vor allem durch die Sparbemühungen im Gesundheitswesen, der zu einer Veränderung im Verhalten der Kunden geführt hat.[25] Durch die Reduktion der erstattungsfähigen Leitungen steigt der Anteil der Selbstmedikation an und das nicht nur im Bereich Kranker, sondern auch die Nachfrage nach Prophylaxe Leistungen steigt, um spätere Folgekosten zu senken. Da aber die Kunden nun als aktive Nachfrager ihre Leistungen selbst tragen müssen, bedingt dies eine Veränderung in ihrem Anspruchsdenken, so dass die Apotheke auf ihrer Beratungsfunktion einen Wettbewerbsvorteil aufbauen kann.

Um nun Rückschlüsse für die spätere Segmentierung ziehen zu können, müssen die Kunden nach Faktoren wie Kaufkraft und Altersstruktur untersucht werden.[26] Ebenso erscheint es wichtig eine Unterteilung nach der Frequentierungshäufigkeit vorzunehmen, wobei den Stammkunden in der späteren Planung eine besondere Rolle zukommen sollte.[27]

Die somit erzielte Sortimentsspezifität könnte im Zusammenhang mit einer positiven Beratungsqualität zum Aufbau eines Images der Apotheke bei den Kunden dienen und einen wichtigen Schritt in Richtung Profilierung bzw. Abgrenzung gegenüber anderen Wettbewerbern darstellen. Man sollte versuchen eine Unique Selling Proposition zu erreichen, d. h. in der Wahrnehmung der Kunden einmalig, unverzichtbar und austauschbar zu sein.[28]

Vor allem der anhaltende Trend der Selbstmedikation sollte hierzu durch entsprechende Geschäftsraumgestaltung genutzt werden.

---

[25] Vgl. Neudecker (2001), S. 28- 30
[26] Vgl. Böhler, Scigliano (2005), S.75
[27] Vgl. Neudecker (2001), S. 70
[28] Vgl. Riegl (2003), S. 23

Wie bereits erwähnt sind auch andere Anbieter von Gesundheitsleistungen wie Drogerien, Reformhäuser und auch Supermärkte als Wettbewerber zu beachten. Meist handelt es sich bei diesen jedoch um Großbetriebsformen, so dass es einer Apotheke nicht unbedingt nützlich ist mit diesen in einen Preiswettbewerb zu treten[29]. Die Apotheke muss Nischen finden in denen sie Überlegenheit erlangen kann und da bietet sich die Bereiche des Service und Beratung an, da diese in den konkurrierenden Unternehmen weniger angeboten werden können. Des Weiteren kann die Apotheke über ihrer Monopolstellung im apothekenpflichtigen Bereich versuchen, Kunden durch Beratung zu überzeugen und durch geschickte Sortimentswahl Verknüpfung zum anderen Sortiment herstellen.

4. Junge Mütter- Eine Betrachtung der aktuellen Situation

4.1 Die demographische Entwicklung in Deutschland

Abb. 2 Altersaufbau der Bevölkerung in Deutschland 2004

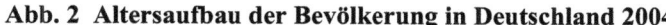

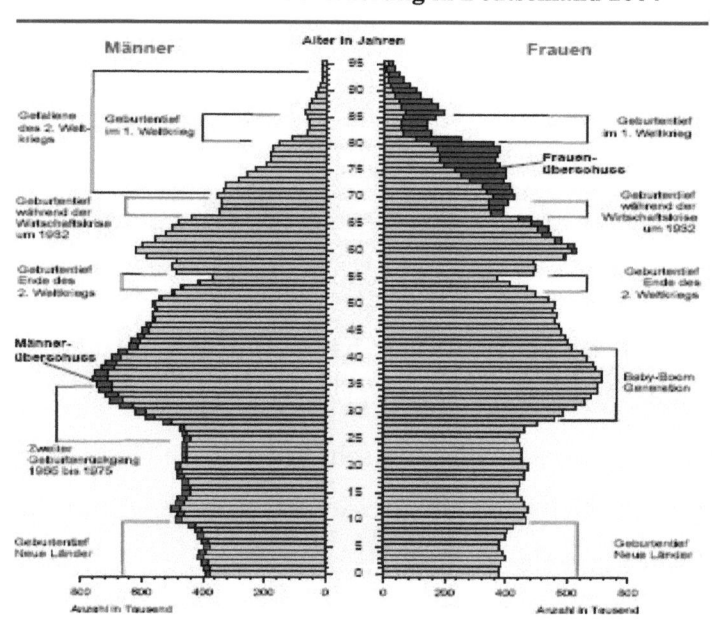

Quelle: Bundesinstitut für Bevölkerungsforschung, Bevölkerung:
Fakten- Trends – Ursachen- Erwartungen (2004), S. 57

Schon seit Jahren wird eine Diskussion um die demographische Entwicklung Deutschlands geführt. Ein wesentliches Argument, dass hierbei ins Feld geführt wird, ist die niedrige Geburtenrate. Wie sich in der nebenstehenden Abbildung, im markierten Bereich, erkennen lässt, ist vor allem ein Defizit in der Bevölkerung bis 30 Jahre, zu erkennen bedingt durch einen Geburtenrückgang in den letzten 30 Jahren und wie die derzeitigen Geburtenzahlen zeigen, hält dieser Trend auch weiterhin an.

In Deutschland lebten am 31.12.2002 etwa 82536680 Menschen wovon 42,2 Mio. Frauen sind.[30] Grob betrachtet herrscht demzufolge ein Frauenüberschuss, der allerdings durch

---

[29] Vgl. Neudecker (2001), S. 72
[30] Vgl. Bundesinstitut für Bevölkerungsforschung, Bevölkerung: Fakten- Trends – Ursachen- Erwartungen (2004), S. 57

eine längere Lebenserwartung von Frauen verursacht wird, so dass dieser vor allem unter den Frauen ab ca. 60 Jahren zu finden ist. Bei der jungen Bevölkerung besteht dagegen ein Männerüberschuss, wodurch Natur bedingt die Zahl der potentiellen Mütter sinkt. In der gegenwärtigen Situation liegt die durchschnittliche Kinderzahl pro Frau bei 1,4.

Betrachtet man nun die Frauen des Geburtsjahrgangs 1969, so haben diese durchschnittlich nur 0,89 Kinder.

Abb. 3 Durchschnittsalter der Frauen bei der Geburt des ersten Kindes 1975 - 2004

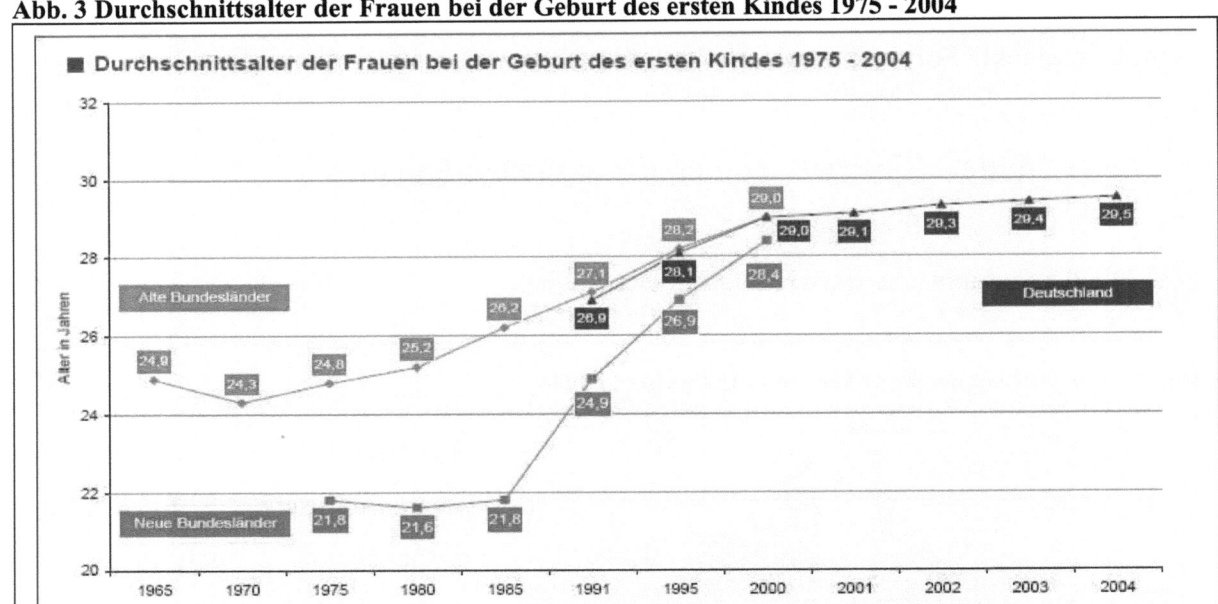

Quelle: Statistisches Bundesamt, 2006

Auch das Alter der Mutter bei der Geburt des ersten Kindes hat sich in den letzten 30 Jahren unabhängig vom Familienstand der Mutter nach oben auf ca. 29,6 Jahre verschoben, wodurch sich eine Entwicklung zu späteren Mutterschaften ablesen lässt.[31]

Eine Entwicklung die diesen Umstand sicherlich mitbedingt bzw. Hand in Hand mit ihr geht, ist die Veränderung der Lebensformen in denen Frauen leben.

In Deutschland gab es 38,1 Mio. Privathaushalte im Jahr 2000, wobei:[32]

- Ehepaare mit Kindern
- Ehepaare ohne Kinder
- Einpersonenhaushalte die drei größten Gruppen bilden.

---

[31] Vgl. Bundesinstitut für Bevölkerungsforschung, Bevölkerung: Fakten- Trends – Ursachen- Erwartungen (2004), S. 30
[32] Vgl. Bundesinstitut für Bevölkerungsforschung, Bevölkerung: Fakten- Trends – Ursachen- Erwartungen (2004), S. 69

Hierbei ist zu betonen, dass Frauen überwiegend mit Partnern mit oder ohne Kinder leben, allerdings ist bei ihnen die drittgrößte Gruppe, die nicht mehr ledig Alleinstehenden.

Dabei ist zu erkennen, dass junge Erwachsene seltener in Haushalten mit Kindern leben, als die Gruppe 30 bis 44 jähriger. Ebenso muss festgehalten werden, dass in Ostdeutschland bei Frauen zwischen 25 und 29 Jahren 6-7% mehr als alleinerziehende Mütter leben, als in Westdeutschland.[33]

4.2 Die Einkommenssituation in den Haushalten

Wie untenstehende Abbildung zeigt, gehen junge Frauen bis 30 mit Kindern weniger einer Erwerbstätigkeit nach als ohne Kinder. Dies bedingt natürlich die Höhe des dem Haushalt zur Verfügung stehendem Einkommens und beeinflusst des Weiteren die Konsumgewohnheiten.

Jedoch ist eine positive Korrelation zwischen der Anzahl der Kinder und der Nicht-Erwerbstätigkeit der Frau zu erkennen.

Abb. 4 Altersspezifische Erwerbstätigkeitsquoten der Frauen 2000

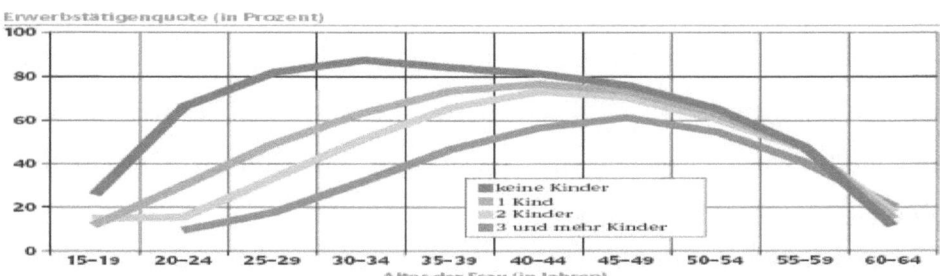

Quelle: Engstler, Menning, Die Familie im Spiegel der Statistik (2003), S. 109

Im Jahr 2000 standen Alleinerziehenden in Deutschland durchschnittlich über 1777 € im Monat zur Verfügung, wohingegen Paare mit Kindern über 3499 € im Monat verfügten, wobei hierbei festzuhalten ist, das diese Werte unter dem Durchschnitt aller Haushalte in Deutschland lagen.[34]

Ebenso festzuhalten ist, dass Daten aus dem Jahr 1998 belegen, das bei Alleinerziehenden zu unterscheiden ist, ob Mann oder Frau mit einem Kind, denn damals ließ sich erkennen, dass Männer mit einem Kind im Durchschnitt 1548 € monatlich erhielten, alleinerziehende

---

[33] Vgl. Enggstler, Menning (2003), S. 21- 22
[34] Vgl. Enggstler, Menning (2003), S. 148

11

Mütter mit einem Kind hat dem entgegen nur 1144 €.[35] Somit ergab sich im Jahr eine Armutsquote der Alleinerziehenden Mütter von 30,6 %.[36]

In der Altersgruppe der 21 bis 30-Järigen lag unabhängig von der Kinderanzahl die Armutsquote bei 10,7 % im Jahre 2000.[37]

4.3 Die Nachfrage nach Gesundheitsleistungen[38]

Im Vergleich zum Jahr 1998 hat sich der prozentuale Anteil der Ausgaben eines Haushaltes für Gesundheitsleistungen geringfügig von 3,6 % auf 3,9 % im Jahr 2003 erhöht.

Haushalte, in denen der Hauptverdiener Beamter bzw. Beamtin ist, geben den höchsten Anteil des Haushaltseinkommens für Gesundheitsleistungen aus, wohingegen Arbeitslose, mit 28% ihres Einkommens, den geringsten Teil für Gesundheit ausgeben. Allerdings sind dabei die Unterschiede zwischen der privaten und gesetzlichen Krankenversicherung zu beachten. Aber dennoch bestätigt dies in gewissem Umfang die These, dass sozial ärmere Haushalte über eine geringere Nachfrage nach Gesundheitsleistungen haben, als reichere und dadurch ebenso Unterschiede in ihrem Gesundheitszustand verursacht werden, die nicht nur die Erwachsenen betreffen.

Bei einem Vergleich der Konsumausgaben, im Bereich der Gesundheit, zwischen unterschiedlichen Einkommen, lässt sich dies ebenso erkennen. Je höher das Einkommen ist, desto höher sind diese Ausgaben für Leistungen im Bereich Gesundheit, als prozentualer Anteil am Gesamteinkommen.

4.4 Die regionale Verteilung von Kindern und Einkommen[39]

Wie die untenstehenden Abbildungen verdeutlichen sollen, ist das Bruttoinlandsprodukt, als Indikator der Wirtschaftskraft der einzelnen Regionen in Deutschland, sehr unterschiedlich verteilt. Es ist ein deutliches Ost-Westgefälle zu erkennen.

Gleiches gilt bei der Verteilung der Kinderzahl, wie die Grafik zeigt. Auch dies ist ein wesentlicher Punkt, der bei der Beurteilung einer Bevölkerungsgruppe zu beachten ist.

---

[35] Vgl. Enggstler, Menning (2003), S. 149
[36] Vgl. Enggstler, Menning (2003), S. 150
[37] Vgl. Enggstler, Menning (2003), S. 155
[38] Vgl. Statistisches Bundesamt (2006), S. 120 - 122
[39] Vgl. Statistisches Bundesamt (2006), S.580; Statistisches Bundesamt (2006), S. 10

Abb. 5 Bruttoinlandsprodukt 2003 **Abb. 6 Durchschnittliche Kinderzahl 2004**

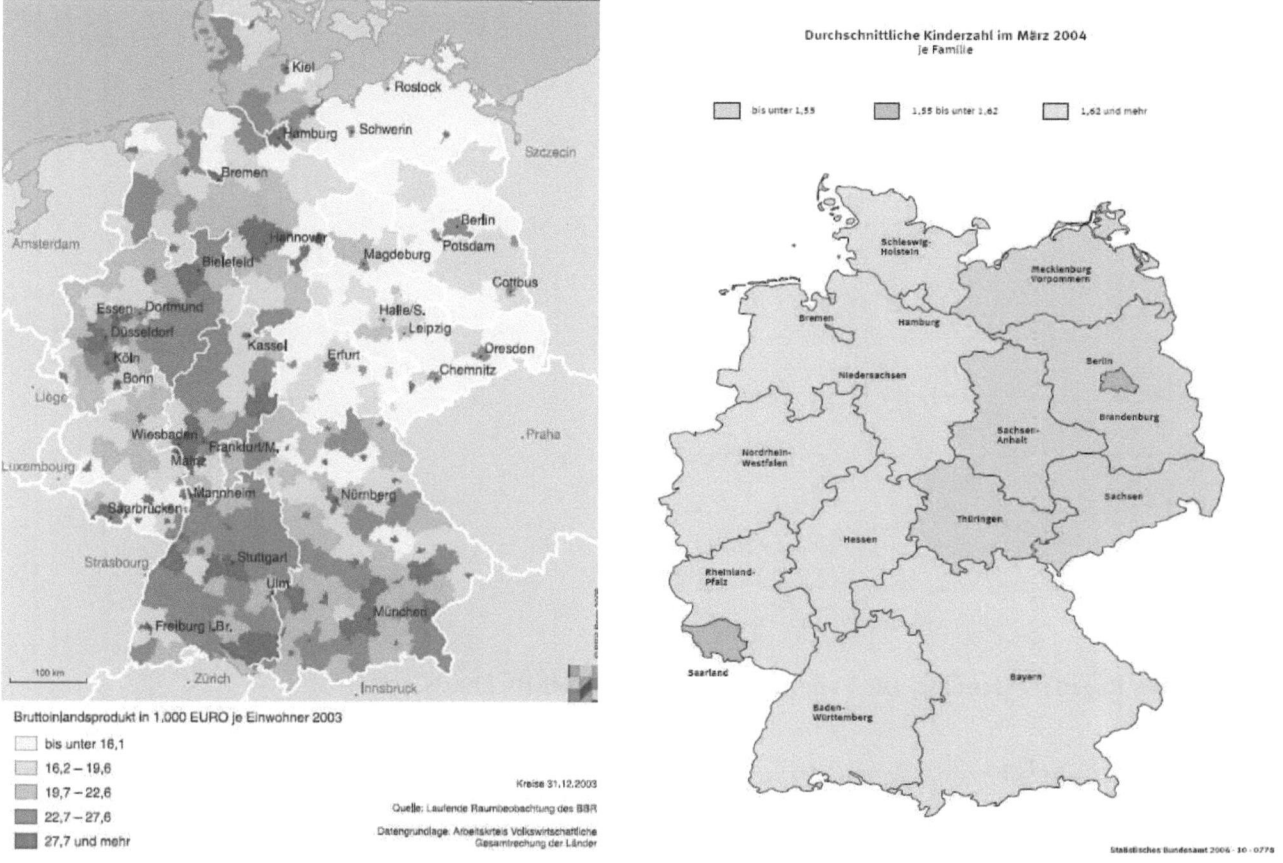

Quelle: Statistisches Bundesamt, Datenreport 2006, S. 580

Quelle: Statistisches Bundesamt, Leben und Arbeiten in Deutschland, 2006, S. 10

5. Sind nun junge Mütter eine interessante Zielgruppe für Apotheken?

Allein aus der Betrachtung der demographischen Entwicklung in Deutschland wäre dies wohl angesichts der zunehmenden Zahl älterer Bürger und erkennbarem Geburtenrückgang zu verneinen. Ebenso zu dieser negativen Beurteilung trägt das durchschnittliche Alter der Mütter bei der Geburt des ersten Kindes mit 29,6 Jahren bei.[40] Da die Ausrichtung auf eine Zielgruppe ein Schritt in der strategischen Ausrichtung ist, muss die zukünftige demographische Entwicklung mit einbezogen werden. Demzufolge ist bei einer rein quantitativen Betrachtung junger Mütter aufgrund der zunehmenden Trends zur späten Mutterschaft und einem allgemeinem Rückgang der Kinderzahl eine ausschließliche Fokussierung zu verneinen. Jedoch muss für eine endgültige Entscheidung u.a. auch die Einkommenssituation junger Mütter beachtet werden, da es möglich wäre, das sie zwar quantitativ einen geringen aber einkommensstarken Bevölkerungsanteil stellen.

---

[40] Vgl. Bundesinstitut für Bevölkerungsforschung, Bevölkerung: Fakten- Trends – Ursachen- Erwartungen (2004), S. 30

Abb. 7 Häufigkeit des Zusammenlebens der Frauen mit Kindern

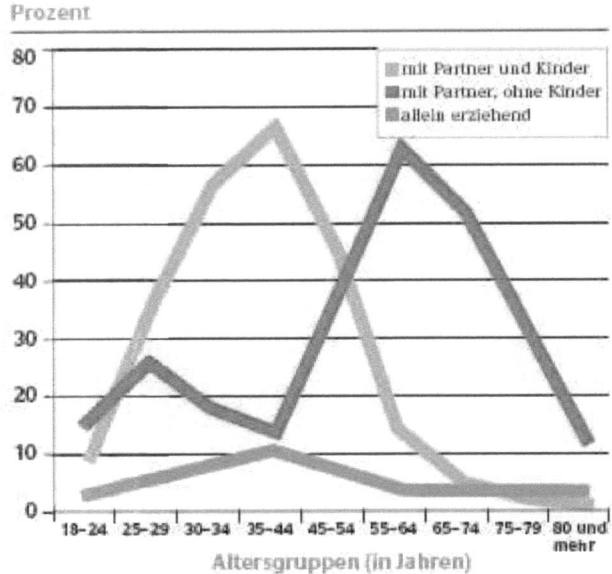

Quelle: Engstler, Menning, Die Familie im Spiegel der Statistik (2003), S. 21

Wie die Graphik zeigt leben die meisten jungen Frauen mit Kindern mit einem Partner zusammen. Allerdings ist ein geringer Prozentsatz alleinerziehend. Aus dieser Erkenntnis muss nun deren durchschnittliches Einkommen betrachtet werden, um Aussagen über ihre Kaufkraft machen zu können. Wie bereits bei der Betrachtung der Einkommenssituation dargelegt, liegt das durchschnittliche Einkommen dieser beiden Gruppen unter dem Gesamtdurchschnitt der Bevölkerung. Ebenso ist zu beachten, dass von Paarhaushalten mit Kindern durchschnittlich 11,9 % unter der Einkommensarmutsgrenze leben. Noch schlechter ist die Situation mit 30,6 % der Alleinerziehenden. Bei den alleinerziehenden Frauen liegt das Einkommen 32 bis 36 % unter dem deutschlandweiten Durchschnitt. Betrachtet man nur die 21 bis 30- Jährigen, so er gibt sich bei ihnen ein Prozentsatz von 10,7 % der in relativer Armut lebt.[41]

Somit muss festgehalten werden, dass junge Mütter eher einen geringen Anteil an der Gesamtbevölkerung stellen und gleichzeitig verglichen mit dem Durchschnittseinkommen sich in einer schlechteren finanziellen Situation befinden. Aber mit Einkommen korrespondiert auch das Konsumverhalten, bei dem sich in den vorangegangenen Untersuchungen gezeigt hatte, dass die Ausgaben für Gesundheitsleistungen mit dem Einkommen sinken.

Diese Punkte sprechen alle gegen eine Fokussierung auf junge Mütter.

---

[41] Vgl. Enggstler, Menning (2003), S. 150

Allerdings ist es notwendig, um ein abschließendes Urteil zu fällen, die geographische Verteilung zu beachten. Wie gezeigt lässt sich bei der Wirtschaftskraft, wie auch bei der Verteilung der Kinderzahlen, ein deutliches Ost-Westgefälle feststellen. Dieses setzt sich auch beim Einkommen fort. Bei allen Lebensformen von jungen Frauen mit Kindern muss ein deutlicher Unterschied in der Höhe des Einkommens festgestellt werden, der sich zwischen dem früheren Bundesgebiet und den Neuen Bundesländern ergibt. Daraus muss abgeleitet werden, dass es für die endgültige Klärung der Frage, ob junge Mütter eine interessante Zielgruppe darstellen, abhängig ist, wo sich die Apotheke befindet. Zuerst sollte der Unterschied zwischen neuen und alten Bundesländern beachtet werden, um im nächsten Schritt die genaue Lage in der jeweiligen Region zu analysieren, da es auch in diesen Gebiete starke Schwankungen in Anzahl und wirtschaftlicher Lage gibt. Aber nicht nur die regionale Lage im Vergleich zu Gesamtdeutschland ist Ausschlag gebend, sondern auch das primäre Umfeld der Apotheke im Sinne der Anzahl von Praxen oder Kliniken mit einem Schwerpunkt in der Mutter- bzw. Kinderbetreuung. So kann es sich für eine Apotheke in unmittelbarer Nähe zu einer Kinderarztpraxis oder ähnlichen Einrichtungen durchaus lohnen, einen Sortimentsschwerpunkt auf die Bedürfnisse junger Mütter auszurichten. An dieser Stelle wäre sicherlich neben einer Praxis- bzw. Kundenanalyse auch eine Rezeptanalyse hilfreich.[42]

Aber dennoch ist zu beachten, dass eine Überwiegende bzw. vollständige Fokussierung auf junge Mütter als Zielgruppe in einer Apotheke nicht möglich ist, da der Gesetzgeber den Apotheken die Versorgung der Gesamtbevölkerung mit Arzneimitteln anvertraut hat und dass sie einer Bereithaltungspflicht für benötigte Medikamente unterliegen.[43]

Daraus ergibt sich eine gewisse Begrenztheit in den Gestaltungsmöglichkeiten des Sortimentes, wodurch sich eine segmentspezifische Warenauswahl eher nur auf den Bereich der apothekenüblichen Waren bzw. des Ergänzungssortiment erstrecken kann. Wie eine Studie herausgefunden hat, wenden Mütter weniger Zeit sich für sich selbst auf, sondern vorrangig für die Kinder. Deshalb sollte sich das Sortiment wohl eher nicht nur auf die Mutter an sich fokussieren, sondern auf die Bedürfnisse des Kindes.

Bei einem Vergleich mit den Konkurrenten, die Artikel für Mütter und Kinder anbieten, wird schnell klar, dass ein Preiskrampf nicht sinnvoll ist, aber auch nicht gewünscht ist. Kunden erwarten von einer Apotheke nicht Discounterpreise, sondern gute Beratung und Service.[44] So stellte sich z. B. bei einer Umfrage heraus, dass das Ausleihen von Babywaagen und Milchpumpen als ein allgemeiner Service von Apotheken angesehen

---

[42] Vgl. Neudecker (2001), S. 131
[43] Vgl. Neudecker (2001), S. 13
[44] Vgl. Serviceplangruppe (2003), S.11

wird und sich im Bewusstsein verankert hat. Kunden wünschen sich von Apotheken Informationen, die sie durch Literatur und Beratungsgespräche erhalten können.[45] Ebenso bieten sich Aktionstage an.

Alles in allem lässt sich feststellen, dass junge Mütter eine durchaus interessante Zielgruppe darstellen können, jedoch nicht für jede Apotheke. Es gilt das individuelle Umfeld zu prüfen und seine aktuellen, sowie potentiellen Kunden qualitativ und quantitativ zu analysieren. Durch eine geschickte Sortiments- und Servicewahl kann auf die Bedürfnisse von jungen Müttern eingegangen werden, wobei der Beratungsaspekt im Vordergrund stehen sollte, da Mütter ein hohes Maß an Interesse, für alle Gebiete die mit Kindern und deren Gesundheit zu tun haben, aufweisen. Somit kann eine Apotheke an diesem Punkt wieder eine Überlegenheit gegenüber anderen Anbietern erlangen.

Zu beachten ist auch, dass junge Mütter häufig mit anderen Müttern zusammen kommen und so durch Mund- zu- Mund- Propaganda ein positives Image der Apotheke weitergegeben wird. Schlussendlich bleibt auch festzuhalten, dass man normalerweise für mindestens 18 Jahre Mutter ist, so dass dieses Merkmal relativ zeitstabil ist und in eine längerfristige Planungsgrundlage bietet.

---

[45] Vgl. Riegl (2003), S. 197

6. Literaturverzeichnis

Bundesinstitut für Bevölkerungsforschung, Fakten – Trends – Ursachen – Erwartungen – Die wichtigsten Fragen, Sonderheft der Schriftenreihe des Bib, 2. Auflage, Wiesbaden 2004

Bundesvereinigung Deutscher Apothekenverbände, Jahresbericht 05/06, Eschborn 2006

Engstler, Heribert/ Menning, Sonja, Die Familie im Siegel der amtlichen Statistik, 2003

Freytag, Jens, Apothekenmarketing: Kundenbindung durch Beratung als strategischer Erfolgsfaktor in: Zerres, Michael (Hrsg.), Band 2, München 1996

Meffert, Heribert, Marketing: Grundlagen marktorientierter Unternehmensführung, 9. Auflage, Wiesbaden 2000

Neudecker, Kurt, Apotheken – Marketing als betriebswirtschaftlicher Lösungsansatz, 1. Auflage 2001

Riegl, Gerhard F., Erfolgsfaktoren in der Apotheke: Image und Entscheidungshilfen für das künftige Apotheken – Marketing, 1. Auflage, Augsburg 2003

Schmidt, Robert, Apotheken – Marketing: Ein Handbuch der Absatzpolitik für Apotheken, 1. Auflage, Wiesbaden 1982

Statistisches Bundesamt (Hrsg.), Datenreport 2006, Zahlen und Fakten über die Bundesrepublik Deutschland, Teil II, Wiesbaden 2006

Statistisches Bundesamt (Hrsg.), Leben und Arbeiten in Deutschland, Sonderheft 1: Familien und Lebensformen, Ergebnisse des Mikrozensus 1996 – 2004, Wiesbaden 2006